AF246570

UNE NOUVELLE MÉTHODE

DE

CARDIOMÉTRIE CLINIQUE

MÉMOIRE

PRÉSENTÉ

AU CONGRÈS INTERNATIONAL DE MÉDECINE

RÉUNI A ROME EN L'ANNÉE 1894

PAR

LE D' ANTONIO ESPINA Y CAPO

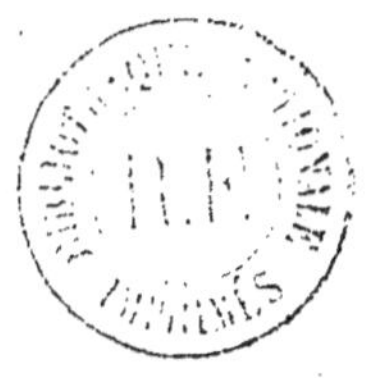

PARIS

TYPOGRAPHIE A. HENNUYER

RUE DARCET, 7

1894

UNE NOUVELLE MÉTHODE

DE CARDIOMÉTRIE CLINIQUE

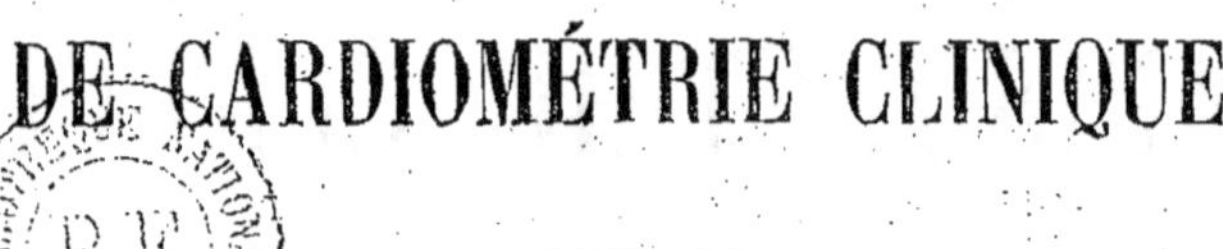

Messieurs,

En faisant entendre ma faible voix en présence de repré-
sentants si illustres de la médecine internationale, que mes
premières paroles soient pour vous exprimer toute ma re-
connaissance de l'honneur que je reçois, et que vos premiers
sentiments à mon égard soient empreints de toute la bien-
veillance que sollicite de vous celui qui, sans y avoir aucun
titre, a été admis au nombre des membres de ce Congrès.

Consacré depuis nombre d'années à la spécialité des maladies du cœur, j'ai cru devoir leur emprunter le thème de
ma communication; c'est pourquoi je me propose de vous
entretenir en peu de mots de la cardiométrie clinique. Ces
études spéciales m'ont fait connaître la somme des difficul-
tés que nous rencontrons quand nous voulons limiter, d'une
manière précise et mathématique, la topographie clinique
du cœur. Nous savons que celui-ci est recouvert en partie
par les poumons; mais ces rapports mutuels changent avec
les états pathologiques du poumon, qui, tantôt cache le cœur
en s'élargissant, et tantôt laisse à découvert en se contractant
une plus grande zone cardiaque, et se modifient aussi par
les maladies particulières à l'organe.

Il y a, comme je vous le disais, messieurs, treize ou qua-
torze ans que j'explore exclusivement le poumon et le cœur,

et je n'ose pas encore dire que je suis arrivé, en aucun cas, à circonscrire les bords du cœur avec toute l'exactitude nécessaire.

C'est pourquoi je crois convenable, en prenant pour sujet la cardiométrie, de la traiter exclusivement sous l'aspect de la séméiologie, sans entrer dans les recherches des diagnostics différentiels étrangers à mon but actuel.

Je ne poserai, aujourd'hui, qu'une série de considérations sur le procédé que j'emploie; assurément, il ne sera point le meilleur, mais je le crois pratique pour obtenir le desideratum recherché : *limiter le cœur vite et bien.*

Pour ce faire, il faut diviser l'étude en trois parties :

1° Position du malade et de l'explorateur;

2° Critique succincte des principales méthodes;

3° Exposition de la méthode employée.

1° *Position du malade et de l'explorateur.* — Sauf contre-indications, soit de l'état général du malade, soit de quelque maladie spéciale de l'organe, je crois que la meilleure position pour le patient est d'être assis sur une chaise ou fauteuil à dossier mobile, au moyen duquel on peut obtenir du malade la position assise et même inclinée en avant et le décubitus supinus.

Cependant, dans les cas ordinaires, un angle de 100 degrés suffit, attendu que, pour l'ordinaire, la respiration du malade n'est pas normale dans l'angle droit; dans le décubitus supinus, le poids du cœur rend cet organe plus retiré que normalement de la paroi extérieure du thorax, et si le malade est incliné en avant, comme le conseillent quelques auteurs modernes, la systole est plus difficile et plus incomplète.

Il faut quelquefois reconnaître le cœur dans la station verticale; mais alors, il y a l'inconvénient que la pointe du cœur s'abaisse d'environ un demi-centimètre, surtout dans l'état de vacuité de l'estomac, et l'on provoque quelquefois la syncope.

Il va sans dire que, quelle que soit la position du malade que nous acceptions, il n'y a pas d'excuse valable pour percuter avec un vêtement intermédiaire, si mince qu'il soit;

mais avant de déshabiller complètement le malade, **nous de-**
vons prendre toutes sortes de précautions pour éviter un
refroidissement.

Entre autres précautions indispensables à prendre, il faut
se rappeler que la percussion ne doit jamais se faire avant
de s'être assuré du temps qui s'est écoulé depuis l'heure du
repas jusqu'à celle de l'examen. L'intervalle doit être de
deux heures au moins.

Que le malade soit assis ou couché, nous devons détendre
légèrement les muscles de l'abdomen, mais non pas au point
que les reliefs de l'intersection supérieure des muscles droits,
surtout sur le côté gauche, se fassent remarquer, car nous
pouvons plus d'une fois prendre pour des sonorités cardia-
ques ou hépatiques les sonorités produites par la percussion
sur ces muscles dans cette position.

Étant un organe mobile, contractile et creux, le cœur
n'occupe pas toujours la même étendue, et, par conséquent,
sa zone de percussion se trouve dans des limites arbitraires,
soit qu'elle se fasse pendant la systole, soit qu'elle ait lieu
pendant la diastole.

Il n'est pas oiseux que nous nous occupions un peu de la
position de l'explorateur. Elle doit être commode, pour percuter avec patience, et suffisamment ferme pour permettre
de frapper d'une manière douce ou forte, mais sans provo-
quer de douleur, à moins d'une sensibilité exagérée de la
cinquième paire intercostale gauche.

On doit, premièrement, faire la percussion avec les doigts;
ensuite, vérifier les données recueillies de cette manière avec
le pléximètre et le marteau. On fixera préalablement l'étendue du battement cardiaque au moyen de l'inspection vi-
suelle, mais faite au moment où le malade parle, si faire se
peut, de choses indifférentes ou étrangères à cet organe ou
à la maladie.

Il ne faut pas oublier que la percussion doit être faite
pendant que le malade respire librement; à cet effet, il faut
faire pratiquer au malade de grandes inspirations, et en

dernier lieu, lui ordonner de suspendre la respiration pour quelques instants.

Après avoir établi ces indications en manière d'introduction, je n'ai pas à décrire les principales méthodes, telles que celles de Bouillaud, de Raciboursky, de Grancher, de Racle, de R.-E. Thompson, de C. Sphel, de Potain, de C. Paul, de Hagel, de Bondet, de Bacelli, etc.; elles vous sont bien connues; mais je crois qu'il convient d'en faire une légère critique avant de décrire la méthode que je me permets de vous proposer.

Méthode de Bouillaud. — Cet éminent cardiopathe appartient à la bonne école clinique française. Fondateur de la spécialité en même temps que Corvisart et Friedreich, il n'a cependant point laissé une véritable méthode d'exploration de l'organe, et ses données sont quelque peu confuses, car elles ne partent d'aucun point fixe dans l'investigation de la pointe, et dans la précision des limites plus ou moins certaines du cœur normal, pour en déduire celles du cœur malade.

Méthode de Raciboursky. — C'est un ouvrage qui déjà se couvre de toiles d'araignée au fond des bibliothèques.

La méthode de Raciboursky sur le diagnostic est fort peu lue, je crois, par la génération médicale actuelle; et cependant, vous savez, messieurs, avec quelle précision il pénètre dans ce sujet, même quand il recommande la percussion de la poitrine, premièrement d'un côté, puis de l'autre, pour procéder ensuite à une étude comparative.

Il s'est arrêté plus particulièrement sur la percussion du médiastin, et a fourni là-dessus des données telles, qu'elles peuvent aujourd'hui passer pour classiques. Mais pour le cœur, Raciboursky ne nous a donné que des lignes générales qui ne constituent pas une véritable méthode pour la détermination du cœur normal et pathologique.

MÉTHODE DE RACLE. — Dans l'ouvrage de Racle, extrait en grande partie, d'après mon opinion, de celui de Raciboursky, nous ne trouvons pas non plus une méthode véritablement technique et clinique, mais simplement quelques très légers commentaires se rapportant à des mesures arbitraires, puisqu'il cite, par exemple, 3 ou 4 centimètres en sens vertical, mais sans nous dire quel est le point de départ de cette mesure, et de même dans les sens transversaux, de sorte que nous restons dans le doute au chevet du malade.

MÉTHODE DE THOMPSON. — Il en est de même avec Thompson. Toutefois, celui-ci est déjà plus précis, puisqu'il prend pour point de départ le niveau du cinquième espace intercostal, et de là à la ligne mamillaire forme un triangle. Mais il ne circonscrit pas non plus le cœur d'une manière claire et précise.

MÉTHODE DE HAGEN. — La méthode de Hagen ne se rapporte qu'à l'investigation de la pointe du cœur qu'il place dans le cinquième espace intercostal, sans faire distinction de sexe ni d'âge, erreur d'une grande conséquence, puisque nous savons déjà les différences dont il faut tenir compte pour ces motifs.

MÉTHODE DE BACELLI. — Quant à ce procédé connu de tous, j'ai peu à dire, car, étant un de ceux qui sont le plus employés, nous en avons tous, par conséquent, éprouvé les inconvénients et les avantages en clinique. Dans l'état normal du cœur, il ne peut guère être substitué par aucun autre.

Cependant, dans les états pathologiques, Bacelli ne limite presque jamais le bord inférieur du cœur, qui, d'après sa méthode, reste très haut, le plus souvent. Je considère ce procédé comme l'un des meilleurs, plutôt pour tomber dans les foyers d'auscultation, que comme une méthode de cardiométrie qui nous donne l'aire ou espace du cœur avec quelque approximation. De plus, à dire vrai, cette méthode

*

est d'une application très difficile chez la femme, surtout si les mamelles sont très développées.

Fixer les points de départ supérieurs ne laisse pas d'offrir également certains inconvénients dans la pratique. Mais, de tous les procédés classiques, celui-ci me semble le plus acceptable, quand, après l'avoir essayé sur le cadavre, on l'a quelque peu exercé sur les malades.

MÉTHODE DE PAUL. — Constantin Paul est le premier explorateur qui nous ait donné une véritable méthode ; mais il ne fixe que par approximation les données de la limite supérieure sans nous en fournir absolument aucune qui puisse nous faire connaître la matité absolue ou relative, inconvénient auquel Potain a déjà obvié, en modifiant la méthode de Paul. Potain est aussi le premier qui a eu recours aux percussions forte et faible. Avec la première, il dessine les zones de submatité, et avec la seconde, les zones de matité absolue. C'est là une bonne méthode, mais elle présente un grave inconvénient, puisqu'il faut partir de la connaissance de la topographie et de la situation de la pointe, reconnue visuellement, donnée qui, le plus souvent, induit en erreur ; et, par conséquent, comme nous partons d'un point de départ faux, les deux figures triangulaires que nous obtenons par la méthode de Potain sont, pour l'ordinaire, écartées de l'endroit anatomique que nous cherchons.

MÉTHODE DE GRANCHER. — La méthode par irradiation de Grancher est exactement la même que celle de Bouillaud, ainsi que vous l'aurez observé, et, par conséquent, ce que j'ai dit de l'une suffit pour l'autre. Finalement, il nous reste deux méthodes de véritable importance : ce sont celles de Sphel et de Bondet.

MÉTHODE DE SPHEL. — En résumant les méthodes de Paul et de Potain, Sphel assigne à la région précordiale une forme triangulaire ; mais sa méthode a l'inconvénient de partir d'une donnée hypothétique, comme l'est la situation de la pointe du cœur, et, en en circonscrivant et en en limitant l'endroit, il a recours à l'inspection et à la palpation. Cependant, persuadé que ces deux moyens ne suffisent pas toujours, Sphel procède par comparaison depuis le sternum jusqu'à la ligne mamillaire, et du troisième au quatrième espace intercostal, et, dès le moment où il trouve la sonorité tympanique, là même il fixe les limites du cœur dans son bord supérieur, son sommet, et son bord inférieur. En échange de sa précision dans la recherche de la pointe, Sphel nous conseille, lorsqu'il tâte, de limiter la partie supérieure de la région précordiale, la percussion de bas en haut, mais le long du bord du sternum, endroit extrêmement difficile pour pratiquer ce genre d'exploration, puisque dans quelques espaces intercostaux il n'y a point de place même pour le doigt. La méthode de Sphel reste un peu défectueuse à l'égard de la limite de droite, dans la distance qu'elle assigne, car elle dépasse toujours d'un centimètre et demi les bords du sternum. Malgré tout, la méthode de Sphel est la meilleure parmi tous les classiques de cardiométrie.

MÉTHODE DE BONDET. — La méthode de Bondet a l'inconvénient de placer la percussion après l'auscultation, et, par conséquent, celle-là ne nous est plus nécessaire, si, par l'auscultation nous avons trouvé les foyers aortiques et ventriculaires ; c'est-à-dire que Bondet veut connaître l'inconnu par ce qui est encore plus inconnu.

Vous comprendrez aisément, messieurs, qu'il n'est pas possible d'anticiper les temps de l'exploration cardiaque, et que s'ils sont anticipés, on peut très bien se dispenser de percuter et de faire tout autre examen.

Si les rapports anatomiques entre les orifices sigmoïdes et les parois extérieures étaient fixes, si, de plus, ceux-ci n'étaient pas recouverts de chaque côté par les feuillets des poumons ; si, d'autre part, les souffles pathologiques n'obscurcissaient pas les souffles normaux, et si enfin les altérations de la tension sanguine ne modifiaient pas ces données, cette méthode serait assurément l'une des plus pratiques ; mais si quelqu'une des conditions citées venait à se réaliser, elle mènerait à des erreurs fort regrettables dans le diagnostic, et, par conséquent, dans le pronostic et dans le traitement.

Ainsi donc, il n'y a point, en un mot, de véritable méthode qui nous donne une limitation exacte et précise pour pouvoir en induire et déduire si le cœur est ou n'est pas dans sa situation et dans son volume normal ; cette donnée cependant est si essentielle pour établir les indications des médicaments cardiomoteurs, que l'effort que nous ferons tous, de commun accord, pour arriver à cette précision, sera, quel qu'il soit, un progrès véritablement réel et effectif dans les fondements du diagnostic rationnel des maladies de cet organe.

Qu'il y ait ou qu'il n'y ait pas hypertrophie, que le cœur soit dégénéré ou non, qu'il soit plus ou moins dilaté ou réduit de volume, tout ceci ne peut s'apprécier que par la percussion. L'auscultation ne nous fournira que les données du passage du sang à travers les orifices et de l'état de ceux-ci ; mais, par ce procédé, nous ne pourrons savoir que rarement, pour ne pas dire jamais, dans quelles conditions de nutrition se trouve la fibre cardiaque.

La cardiographie est aussi une méthode d'exploration qui peut nous fournir des données d'une haute valeur, et fort importantes sur l'état du myocarde ; mais, outre qu'elle exige un instrument cher et difficile à manier, la connaissance préalable et presque exacte de la place que le cœur occupe est également indispensable ; c'est pourquoi elle doit être précédée de la percussion.

La sphygmographie révèle, mieux peut-être que tout autre moyen, la force systolique, et, par conséquent, l'état de nutrition du myocarde ; mais elle exige naturellement aussi l'usage du sphygmographe, instrument qui ne se trouve pas entre les mains de tous les médecins, et dont l'application ne laisse pas d'être quelque peu difficile, si le sphygmogramme doit révéler exactement l'état de la circulation.

De ce qui vient d'être exposé, il résulte que tout ce qui facilitera, aujourd'hui, la connaissance exacte de la situation, de la forme et du volume du cœur, sera un progrès immense pour la connaissance vraie de ses maladies, et que la percussion étant un moyen pratiqué par tous les médecins, la faciliter et pouvoir mesurer le cœur avec quelque exactitude sera contribuer assurément aux progrès de la pathologie de cet organe. Voilà pourquoi je me suis décidé à présenter à votre discussion éclairée le procédé suivant, pour lequel je réclame, messieurs, l'impartialité de votre jugement.

Dans mon opinion, l'inconvénient commun à toutes les méthodes précédemment citées est celui de prendre, comme point de départ, des régions ou endroits arbitraires choisis, pour la plupart, au caprice de leurs divers auteurs. Eh bien! nous, nous nous proposons d'utiliser, pour la cardiométrie, des données et des points de départ admis par tout le monde, pour arriver ainsi, autant que possible, à un commun accord.

Les lignes thoraciques de Traube et de Friedreich sont connues et admises depuis nombre d'années; elles sont plus connues encore en pathologie cardiaque.

Elles vont être les bases fondamentales de notre méthode.

La première opération à pratiquer est de tracer la ligne moyenne ou sternale, puis les lignes mamillaires verticales de Traube, ainsi que les lignes parasternales. Ensuite, nous procéderons à l'examen du bord supérieur de la seconde côte gauche en son point d'intersection avec la ligne mamillaire, et là, nous coupons la ligne mamillaire en marquant le point M. Puis nous cherchons le bord inférieur de la première articulation chondro-costale droite, et nous l'indiquons avec le point A, et, unissant le point M au point A au moyen d'une ligne qui vienne jusqu'à la ligne mamillaire gauche, nous avons tracé le côté supérieur MP d'un parallélogramme.

Nous nous occupons immédiatement de chercher le bord

supérieur de la sixième côte gauche, au point d'intersection de ce bord avec la ligne mamillaire, en le marquant du point C, d'où il résulte la dimension ou longueur du côté MC du parallélogramme. Pour tracer maintenant le côté inférieur, il nous suffit de réunir le point C par une ligne parallèle au côté MP ; le côté PH se trouve naturellement circonscrit, et le parallélogramme MC'H'P est constitué.

Quatre-vingt-dix-huit fois sur cent, l'angle C nous donnera la localisation de la pointe du cœur chez l'homme, et chez la femme ; il nous suffit de chercher la longueur de ce côté sur le bord supérieur de la cinquième côte, le parallélogramme MC'H'P demeurant constitué.

En marquant la ligne HC, nous obtiendrons de plus le bord inférieur du cœur et le bord supérieur du foie, et dans le point C, le dernier point de matité de la zone de percussion cardio-hépatique.

Si nous prenons, sur le côté CH, les points d'intersection avec la ligne parasternale droite, quatre-vingt-dix-huit fois sur cent la limite droite de la zone de matité cardio-hépatique se trouvera dans le point T.

Si, après cette investigation faite, nous traçons à main levée la projection plane de la figure d'ensemble du cœur avec les grands vaisseaux, nous aurons presque sûrement la zone de matité relative de cet organe déjà tracée ; mais si nous voulons préciser encore davantage, nous pourrons tracer un triangle isocèle dont la base sera la ligne CT, ou soit le côté inférieur du parallélogramme depuis la pointe du cœur jusqu'à l'intersection avec la ligne parasternale droite, et dont le sommet O sera à la hauteur de la fosse susternale à l'endroit correspondant.

Naturellement, ce triangle sera tronqué par la ligne MP, et cette coupure CV marquera la largeur de la zone de matité des grands vaisseaux, en laissant la zone de matité relative du cœur approximativement circonscrite dans les côtés du triangle.

Pour arriver à la zone absolue, nous n'avons plus main-

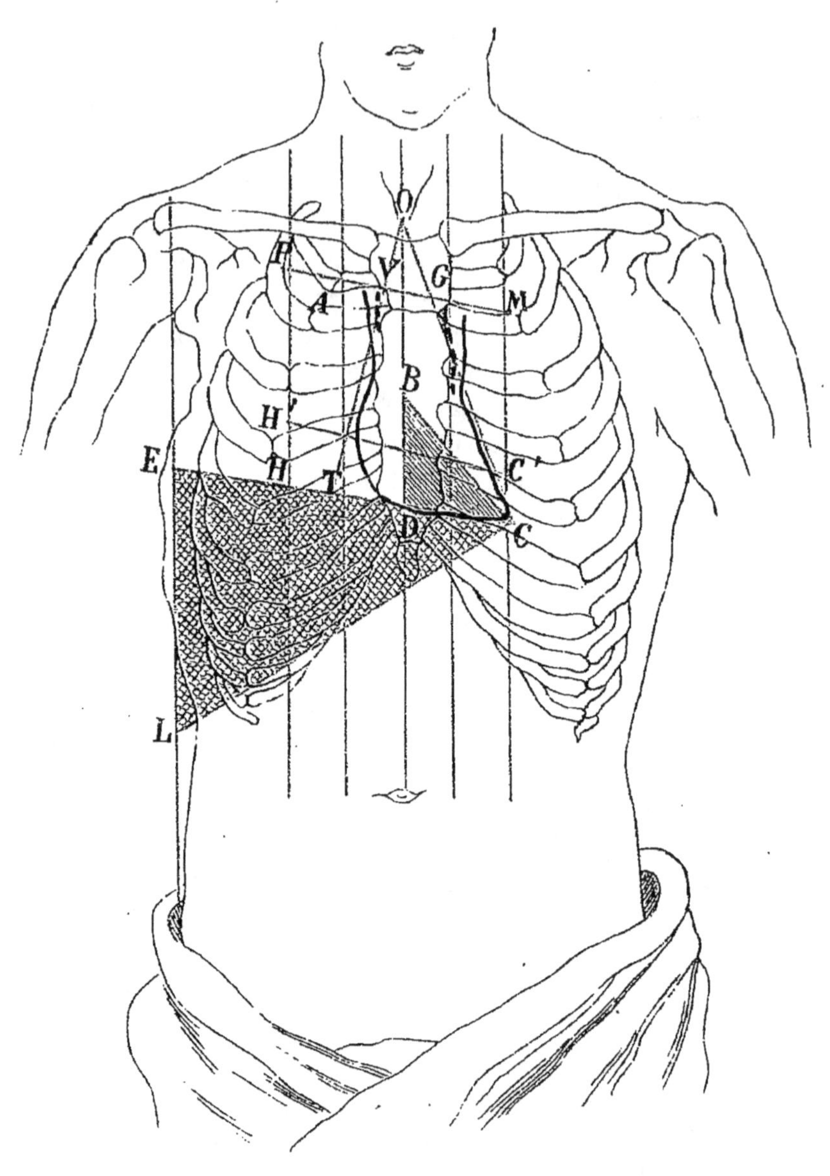

tenant qu'à marquer le niveau de l'articulation du quatrième cartilage avec le sternum par le point B, et à unir ce point avec le point C; le triangle BCD se trouve constitué.

Ceci tracé, nous suivrons maintenant le procédé de Potain pour mieux limiter encore les zones citées.

Comme il n'est pas possible de nous contenter seulement de la zone de matité du cœur pour obtenir la zone cardio-hépatique, nous prolongerons la ligne CDTH jusqu'à son intersection avec la ligne axillaire droite, et nous aurons la ligne supérieure CE de matité hépatique.

Prenant ensuite le bord inférieur de la dernière fausse côte sur la ligne axillaire, nous marquerons le point L, et maintenant encore nous aurons quatre-vingt-dix-huit fois sur cent la zone absolue de matité du foie comprise dans le triangle CEL.

Ainsi que nous l'avons vu, les lignes de Traube et de Friedreich nous ont suffi pour pouvoir limiter, d'une manière approximative, la zone absolue et la zone relative de matité précordiale, et non seulement ceci, mais encore l'extension de la zone cardio-hépatique.

Je pratique personnellement cette méthode depuis plusieurs années, et en la faisant suivre à nos élèves, nous obtenons des résultats pratiques qui nous ont encouragé à présenter à ce Congrès la méthode cardiométrique que nous avons exposée, afin qu'elle soit jugée par les membres éclairés qui le composent.

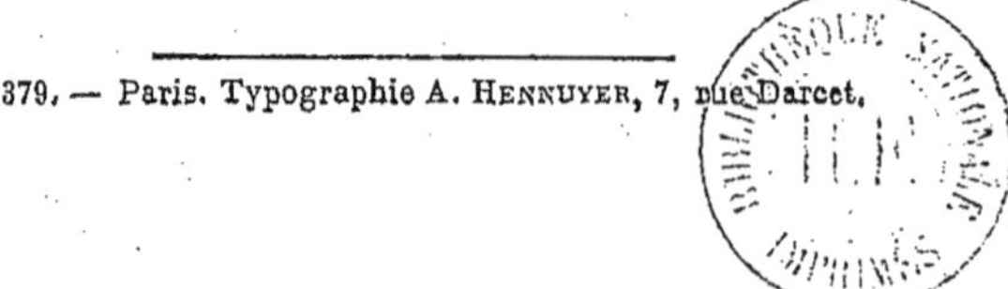

13379. — Paris. Typographie A. HENNUYER, 7, rue Darcet.